Guérin.

RÉSUMÉ

DES TRAVAUX

DE LA MÉDECINE PHYSIOLOGIQUE,

DANS LE COURS DE L'ANNÉE 1824.

PAR GUÉRIN DE MAMERS,

Docteur en médecine de la Faculté de Paris, ancien interne de l'Hôtel-Dieu, membre du Cercle médical et de la Société d'émulation, etc.

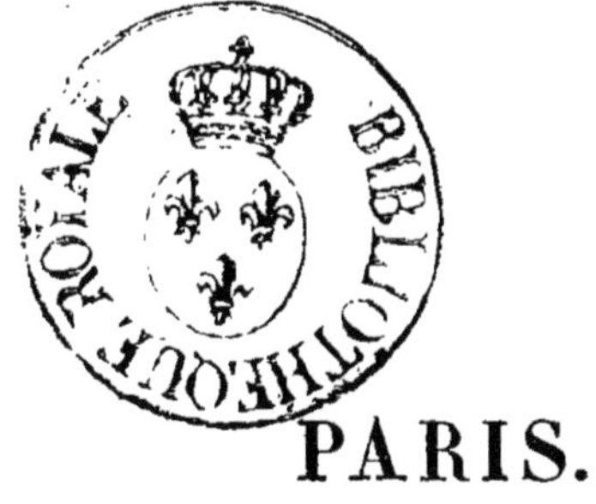

PARIS.

MADEMOISELLE DELAUNAY, LIBRAIRE,

Rue Saint-Jacques, n°. 71.

1825.

(Extrait du *Bulletin universel des Sciences et de l'Industrie*, publié sous la direction de M. le baron de Férussac, section des *Sciences médicales*, n°s. 2, 3 et 4, année 1825.)

PARIS. — IMPRIMERIE DE FAIN, RUE RACINE, N°. 4,
PLACE DE L'ODÉON.

RÉSUMÉ

DES TRAVAUX

DE LA MÉDECINE PHYSIOLOGIQUE,

DANS LE COURS DE L'ANNÉE 1824.

Les travaux de la médecine physiologique, pendant le cours de cette année, ont offert le même intérêt et la même importance que ceux des années précédentes.

Nous allons en présenter ici le sommaire, en cherchant à comprendre les faits dans un certain nombre de propositions qui en soient l'expression générale et comme l'histoire abstraite. Toutes ces propositions ne seront pas neuves pour ceux qui suivent les progrès de la science, mais comme elles ressortent d'observations nouvelles, nous n'avons pu nous dispenser de les reproduire ici. Elles offriront au lecteur un ensemble de conséquences pratiques qui s'étendront à la totalité du cadre nosologique, à mesure que les faits viendront nous éclairer de plus en plus sur la nature et sur le traitement des diverses maladies.

Des irritations en général.

Les irritations peuvent être: 1°. continues sans exacerbations; 2°. continues et fébriles avec exacerbations non précédées de frisson; 3°. continues et fébriles avec exacerbations précédées de frisson; 4°. continues, mais tantôt apyrétiques, et tantôt avec des exacerbations précédées ou non de frisson qui les élèvent momentanément à l'état pyrétique; 5°. complètement intermittentes, c'est-à-dire ne consistant que dans des développemens subits d'irritation avec ou sans frisson, avec ou sans pyrexie, entre lesquels l'économie paraît être dans l'état normal.

La périodicité et l'inflammation ne sont pas incompatibles puisque l'on possède de nombreux exemples d'apoplexie, d'épilepsie, d'odontalgie, d'ictère, de vomissemens, etc., périodiques; et que tel est le caractère ordinaire de la goutte et du rhumatisme, affections unanimement reconnues pour phlegmasies légitimes.

Toutes les fièvres, sous quelque point de vue qu'on les considère, et sous quelque type qu'elles se présentent, ne sont que le symptôme d'une irritation locale quelconque.

L'irritation rémittente et intermittente peut se développer dans tous les appareils et dans tous les systèmes organiques; mais son siège le plus naturel, le plus ordinaire, est dans l'appareil viscéral intérieur, c'est-à-dire dans les organes que renferment l'abdomen, la tête et la poitrine.

Parmi les viscères, ceux de la capacité abdominale consacrés à la digestion sont le plus souvent affectés, et le sont spécialement dans leurs membranes muqueuses. Le point principalement affecté peut changer de place, et alors l'irritation produit des phénomènes subordonnés aux sympathies et à l'importance de l'appareil ou du tissu qu'elle occupe.

Les autopsies cadavériques démontrent, dans les sujets morts de fièvres tierces, quartes, etc., les mêmes lésions organiques que celles qu'on observe après les fièvres continues, ou mieux après les phlegmasies qui constituent ces fièvres.

Les irritations chroniques n'ont point par elles-mêmes une marche lente et mesurée, tendant à une terminaison quelconque, à la manière des aiguës, dont elles ne différeraient, sous ce rapport, que par le temps qui leur serait nécessaire pour parcourir leurs périodes; mais elles sont, au contraire, entretenues dans leur durée par l'habitude morbide, par les désorganisations déjà opérées, et surtout par le renouvellement continuel des agens de stimulation qui les ont d'abord produites, ou d'autres agissant d'une manière analogue.

Beaucoup de phlegmasies, soit parenchymateuses, soit membraneuses, peuvent n'être accompagnées d'aucune douleur, et cependant être assez intenses pour déterminer ou entretenir la fièvre.

— Les *lésions ou altérations organiques* sont inséparables des phlegmasies. Les dégénérescences squirrheuses, tuberculeuses, encéphaloïdes, fibreuses, cartilagineuses, osseuses et autres, sont le résultat, le produit de l'irritation. On les prévient au moyen des saignées locales par les sangsues. Quand elles existent, ce moyen ne peut plus rien contre elles; souvent même il ne fait que les accroître par la stimulation que déterminent les piqûres.

Les altérations organiques auxquelles succombent tant d'individus, proviennent de ce que l'irritation a été méconnue à son début, ou traitée avec trop peu de vigueur, ou de ce qu'elle n'a point été complètement détruite par une assez longue persistance, après la période d'acuité, dans l'usage des moyens convenables.

Les *tubercules* peuvent préexister à la naissance, mais non à l'inflammation des organes. On possède des exemples de phlegmasie du placenta, de phlegmasies générales des muqueuses existant à l'instant de la naissance. Les Annales contiennent des exemples de gastrites, d'arachnoïdites et de gastro-encéphalites congéniales. La matière animale est susceptible de phlegmasie dès qu'elle existe. (*Annales de la Méd. phys.*, t. VI, p. 139.)

— Il n'est nécessaire de déterminer ni le mode ni le degré des altérations organiques, parce que ce n'est point de ceux-ci que se tirent les indications curatives, mais bien de fixer le caractère de la maladie et de déterminer son plus ou moins d'intensité, parce que c'est d'après ces données que doit être fixé le mode général de traitement. Le traitement des irritations continues est essentiellement antiphlogistique. Toutes les irritations intermittentes et mobiles peuvent céder, selon les dispositions de l'individu et les circonstances, comme les irritatious continues et fixes, 1°. aux émissions sanguines, surtout à celles qui sont pratiquées le plus près possible du foyer principal d'irritation; 2°. avec lenteur au régime et aux médicamens adoucissans; 3°. aux stimulans administrés à l'intérieur ou appliqués à la surface cutanée. (*Ann. de la Med. phys.*, to. VI, p. 349 et suiv.)

Dans le traitement des irritations intérieures, quelles qu'elles soient, quand la peau n'est pas disposée à donner beaucoup de sang, ou que les vaisseaux sont crispés par la douleur, une saignée générale, en amenant du relâchement, prépare le succès des saignées locales. Si au contraire la peau est disposée à l'hémorragie, la saignée générale peut faire disparaître cette heureuse disposition, quand le sujet manque de réaction. Deux choses préparent aux phlegmasies aiguës opiniâtres : 1°. la richesse du système sanguin; 2°. l'existence antérieure de phlegmasies chroniques.

Les saignées pratiquées avec énergie sont indispensables chez les sujets qui viennent d'être vivement excités depuis un court espace de temps, et chez qui les organes étaient sains avant l'invasion de la maladie. Chez les individus attaqués de phlegmasies chroniques avec lésion des tissus, les phlegmasies aiguës qui surviennent, bien que pouvant être encore violentes, n'exigent plus d'abondantes évacuations sanguines ; elles doivent être alors répétées, mais peu copieuses.

Une désorganisation profonde d'un viscère important est une contre-indication à toute espèce de saignées, ou du moins n'en permet que de fort petites.

Quand la nutrition est profondément altérée, toute évacuation sanguine serait une pratique funeste.

Tout moyen de révulsion, qui ne déplace pas aussitôt les phlegmasies viscérales intenses, ne manque jamais de les aggraver.

Quand deux affections existent simultanément, la moins intense, pour être plus obscure, n'en mérite pas moins d'attention : si elle est méconnue ou négligée, elle marche sourdement et fait tôt ou tard périr l'individu.

Quelle que soit la quantité de sang soustrait dans le cours d'une affection aiguë, et la faiblesse de l'individu, la convalescence est toujours prompte si tous les foyers de phlegmasie ont été complètement détruits au moyen des saignées locales. (*Ann. de la Méd. phys.*, to. VI, p. 131.)

Irritations des organes digestifs et de leurs dépendances.

Irritations muqueuses gastro-intestinales aiguës à type continu. Gastro-entérite. (*fièvres essentielles des auteurs*). Les affections diverses, désignées par les auteurs sous le nom de fièvres essentielles, ne sont que des gastro-entérites à des degrés, sous des nuances et avec des complications diverses, résultats de stimulations réfléchies des viscères vers la tête, et de celle-ci vers les viscères. Les systèmes vasculaire et nerveux ne peuvent être ébranlés que par la souffrance de leurs foyers centraux, et ces derniers ne sont autre chose que les viscères.

La fièvre inflammatoire n'est que le début des phlegmasies aiguës encore obscures ; la fièvre adynamique, le résultat, ou le symptôme de ces phegmasies actuellement existant à un haut degré d'intensité, ou l'agonie de ces mêmes phlegmasies après qu'elles ont parcouru leurs périodes.

L'adynamie fébrile n'est jamais que le résultat de l'irritation : toutes les fois qu'elle s'accroît subitement dans le cours d'une maladie aiguë, cela dépend d'un nouveau point de phlegmasie développé ailleurs.

L'adynamie qui accompagne les phlegmasies autres que la gastro-entérite, ou qui leur succède, offre un caractère différent de celle qui se rattache à l'irritation des voies gastro-intestinales : c'est à cette dernière seule qu'appartient le groupe des symptômes de la *fièvre adynamique* des auteurs.

La *fièvre maligne ou ataxique* n'est qu'une nuance de la gastro-entérite, dans laquelle le cerveau partage sympathiquement l'irritation des voies gastriques et intestinales. La fièvre ardente, la fièvre jaune, tous les typhus des camps, des armées, des hôpitaux et des vaisseaux, la peste du Levant elle-même, ne sont dans leur principe que des gastro-entérites.

La fièvre jaune en particulier, laquelle reconnaît pour cause spéciale la chaleur et les miasmes putrides, n'est qu'une phlegmasie viscérale qui commence dans les voies gastriques, et qui, plus intense, à raison de causes plus excitantes, d'une disposition pléthorique, d'une susceptibilité nerveuse particulière, se propage avec rapidité à l'organe sécréteur de la bile, et aux centres encéphalo-rachidiens.

Elle n'est point produite par *contagion*, mais par *infection*, c'est-à-dire que les miasmes qui la produisent n'ont point une action spécifique reproductrice d'elle-même, comme les virus contagieux de la variole, du vaccin, etc.; mais bien une action commune, générale, semblable en tout à celle qu'exercent les causes des phlegmasies ordinaires : seulement ces miasmes, dans certaines circonstances, acquièrent une activité plus gravement irritante, plus profondément délétère. Elle peut éclater partout où se trouve, soit naturellement, soit accidentellement, un foyer d'infection quelconque, combiné avec les chaleurs fortes et soutenues : elle est toujours à craindre pour les individus soumis à l'influence de ces causes : mais, hors de cette influence, elle ne se contracte, ni ne se communique jamais, pas même par le contact immédiat et répété avec les personnes qui sont allées en puiser le germe dans le foyer d'infection. (T. VI, p. 462 et 463.) Si elle fait, dans le temps de son apparition, de plus nombreuses victimes, ce n'est pas qu'avec le temps l'activité de sa cause diminue et s'éteigne, mais bien parce que la masse des individus qui y sont disposés par l'état où se trouvent déjà chez eux les voies gastriques (gastrite-chronique) la contractent plus rapidement. C'est en produisant l'irritation des voies gastriques que la frayeur et la crainte en déterminent le développement. (T. VI, p. 60.)

— Dans l'état de simplicité ou de complication, la gastro-entérite ordinaire peut être enlevée comme subitement par un traitement antiphlogistique hardi. Elle est guérie sans retour si l'on sait persévérer dans ce traitement.

En attaquant avec énergie par les antiphlogistiques la fièvre jaune et les diverses espèces de typhus, on parvient le plus souvent à les guérir; mais il faut agir dès l'invasion, parce que dans ces cas la phlegmasie, marchant vite, hâte l'époque de l'épuisement, de la désorganisation, et que bientôt la prostration ne permet plus les émissions sanguines.

Comme dans la gastro-entérite ordinaire, les sangsues sont alors préférables à la phlébotomie. Les saignées générales doivent cependant précéder, s'il y a affection simultanée d'un organe parenchymateux. Après les émissions sanguines, la fièvre jaune réclame aussi les potions gommeuses, les boissons adoucissantes légèrement acidulées, les demi-lavemens émolliens; et, s'il y a vomissement violent et douloureux, les bains tièdes souvent répétés, les cataplasmes émolliens et anodins sur l'abdomen. Dans le traitement de la fièvre jaune, le plus sûr moyen de diminuer l'épidémie est de disperser les malades.

Parmi les faits nombreux dont ces propositions sont les conséquences, il n'en est point de plus intéressans, de plus péremptoires que ceux dont se compose la *Notice sur le typhus qui a régné en* 1821 *parmi les armées grecques et particulièrement à Tripolitza,* et que l'*Histoire de la fièvre jaune observée au port du Passage.* (*Voyez Annal. de la Méd. phys.*, t. V, p. 256; et t. VI, p. 60, 160, et 290.) La rétention d'urine qui survient dans le cours des phlegmasies gastro-intestinales tient à ce que l'irritation s'est propagée à la vessie. Elle doit être attaquée comme la phlegmasie principale par les applications de sangsues. Si l'on se borne à sonder, la péritonite survient et le malade succombe, ou du moins la phlegmasie se convertit en catarrhe chronique. (T. VI, p. 519.)

Ictère ou jaunisse : qu'elle s'accompagne ou non de sensibilité à l'épigastre et à l'hypocondre droit, c'est toujours une gastro-duodénite avec résorption de la bile; elle disparaît par le secours des saignées de ces parties au moyen des sangsues, des boissons émollientes et acidules, du régime végétal, et tout au plus de quelques prises de crème de tartre ou de nitrate de potasse dans les derniers temps.

Diarrhée et *dyssenterie* : la diarrhée et la dyssenterie ne sont que des symptômes de la colite ou irritation du gros intestin à des degrés différens.

On les guérit par les sangsues à l'anus et sur le trajet du gros intestin, la diète, les boissons émollientes et acidules, les lavemens.

L'ipécacuanha et le diascordium, etc., autrefois si usités dans le traitement de la diarrhée, sont des moyens funestes. Il en est peu qui aient fait dans les camps et les hôpitaux militaires d'aussi nombreuses victimes (*Annal. de la Méd. phys.*, t. V, p. 311).

L'opium réussit dans les diarrhées muqueuses, c'est-à-dire celles qui ont leur siège dans les follicules muqueuses du gros intestin ; mais il est un véritable poison dans les bilieuses, c'est-à-dire celles qui ne sont que sympathiques d'une irritation de l'estomac, du duodénum et du foie. La diarrhée des femmes en couche est très-opiniâtre, elle requiert le traitement antiphlogistique continué avec une égale opiniâtreté. (T. V, p. 33).

Irritations muqueuses gastro-intestinales aiguës à type périodique. — Elles peuvent guérir par les antiphlogistiques, par les toniques, par les anti-spasmodiques, par les frictions stimulantes, etc. Toutes ces pratiques ont leurs avantages, il ne s'agit que de les appliquer à propos : mais en général les anti-phlogistiques sont les moyens les plus convenables ; ce sont du moins les premiers à mettre en usage, et ordinairement ils suffisent au besoin de la thérapeutique : les excitans ne doivent être employés que comme moyens propres à supprimer les accès, autrement ils sont nuisibles. Les piqûres des sangsues peuvent au renouvellement des accès causer une hémorragie inquiétante, elles doivent être arrêtées. (T. VI, p. 164). Il est inutile d'observer que ceux de ces moyens que l'on emploie à l'intérieur supposent les voies gastriques dans l'état naturel, ou leur retour à cet état. Les irritations gastro-intestinales périodiques, produites par les miasmes, se guérissent par les mêmes moyens que celles qui s'observent hors de cette influence.

A la suite des saignées générales et locales et de l'emploi des émolliens, les irritations intermittentes exigent souvent l'emploi du sulfate de quinine, etc. ; mais souvent aussi, après avoir donné les potions kinacées, on est forcé de revenir aux saignées locales. L'irritation du sulfate corrige la périodicité fébrile ; mais elle y substitue quelquefois une gastrite continue sans frissons, sans symptômes de concentrations régulières, en sorte que, si l'on continuait, on verrait bientôt se manifester l'adynamie ou l'ataxie. Après avoir détruit les mauvais effets d'une première administration des fébrifuges, on y revient plus tard. Les Tomes V, (p. 30, 126 et 525), et VI, (p. 351, 465 et suivantes) des Annales, contiennent un grand nombre d'exemples de gastro-entérites intermittentes et rémittentes guéries, 1°. les unes par la diète, les boissons et les lavemens émolliens; 2°. les autres par les mêmes moyens, plus les saignées locales convenablement répétées au moyen des sangsues appliquées à l'épigastre à l'instant des accès pendant la période de la chaleur; 3°. les autres à l'aide d'abord de ces divers moyens, puis par la décoction de quinquina unie au sulfate de quinine et donnée en lavement. (♃ décoction d'une demi-once de quinquina, sulfate de quinine de gr. v à x, ou bien simplement ♃ sulfate de quinine de gr. ij à iv, eau commune de ℥ vj à viij, pour un lavement que l'on répète une ou deux fois pendant les 4 ou 5 heures qui précèdent l'accès.

On peut donner le sulfate de quinine dans une potion ou en lavement, suivant la portion du tube digestif que l'irritation a plus particulièrement affectée. Mais, quand on a le choix, on préfère l'emploi des lavemens, à raison des rapports de l'estomac avec l'encéphale; rapports tels, que toute stimulation de l'un agit défavorablement sur l'autre.

Les circonstances qui rendent nécessaires l'administration du quinquina ou de ses préparations, paraissent tenir aux conditions particulières de la constitution atmosphérique.

Le traitement des fièvres intermittentes, par le quinquina, est souvent suivi d'hydropisie et de leucophlegmasie. La potion et les frictions du docteur Peyson n'entraînent point cet inconvénient; la potion guérit même ces affections, si déjà elles existent, mais sans altération organique. Elle le fait en vertu d'une action spéciale bien marquée sur la peau et sur les voies urinaires. Après l'usage de la potion stibio-opiacée dans le traitement des fièvres intermittentes, si le succès n'a pas été complet, il ne faut plus que très-peu de kina pour l'obtenir, un scrupule ou un demi-gros de cette écorce suffisent. Quoiqu'on ait prétendu le contraire, la potion réussit dans les fièvres intermittentes des enfans, aussi-bien que dans celles des adultes.

Elle est véritablement le *révulsif spécial* des irritations nerveuses, proprement dites; toutes les névralgies intermittentes et apyrétiques, même les plus invétérées, les plus douloureuses et les plus réfractaires aux moyens ordinaires, cèdent promptement à son emploi. Probablement il en sera de même de l'hystérie, de l'épilepsie et de la migraine, sans lésions organiques trop anciennes et trop profondes. Dans le traitement des fièvres intermittentes on peut combiner avec succès la potion stibio-opiacée du docteur Peyson, avec les frictions stibiées. Elle a réussi dans les irritations rémittentes comme dans les intermittentes. L'arséniate de potasse, très-étendu dans l'eau, a réussi dans des fièvres quartes qui avaient résisté à la potion stibio-opiacée du docteur Peyson, associée aux frictions. (P. 322 et suiv.)

Irritations chroniques de la muqueuse gastro-intestinale. — *Gastrite chronique.* — Les gastrites chroniques sont, pour la plupart, partielles. Elles se distinguent de celles qui sont générales, à ce que, dans les dernières, il y a douleur et ardeur de la région épigastrique; rougeur assez foncée de la langue et des yeux; impossibilité de supporter les stimulans, etc. L'apparence de la santé et même un embonpoint considérable, sont compatibles avec les gastrites chroniques partielles; dans les générales seules il convient de persévérer long-temps dans l'usage des antiphlogistiques, sans toutefois non plus laisser la débilité devenir extrême. Les spasmes, les rapports, les coliques, les vomissemens même, provoqués par les boissons aqueuses, loin d'annoncer toujours la phlogose de l'estomac, sont au contraire le signe d'un état asthénique, quand en même temps ces boissons répugnent, occasionent un sentiment de froid et de pesanteur; quand il y a cessation de la soif, appétit, etc., alors, malgré la fièvre, qui peut encore exister, il convient d'administrer des tisanes laiteuses, ou des bouillons très-légers; puis quelque aliment plus substantiel, avec la précaution de calmer, au moyen d'une boisson adoucissante, prise en petite quantité, 2 ou 3 heures après le repas, l'irritation qu'entraîne nécessairement le travail digestif. Ce moyen est le seul de prévenir l'anémie qui résulte d'une diète rigoureuse, trop long-temps continuée, et l'hydropisie qui résulte, dans cet état, d'une alimentation inconsidérée.

— Le *Delirium tremens* des Anglais est une gastro-entérite larvée, ou gastro-entérite obscure, avec irritation encéphalique prédominante, quel qu'ait été d'ailleurs le point de départ des accidens.

Cette affection guérit sans retour et sans laisser de traces après elle, non à force d'opium, comme le veulent les Anglais, mais par le traitement antiphlogistique, suivi avec persévérance. (*Ann. de la Méd. phys.*, t. V, p. 330).

L'application de vesicatoires à l'épigastre, dans le cas de gastrite, même chronique, est une pratique éminemment vicieuse; elle peut entraîner les plus graves accidens et même la mort, en provoquant une inflammation intense des voies gastriques. (T. V, p. 473.)

— L'irritation des voies digestives entretenue au-delà d'un certain terme, entraîne inévitablement la mort. Celle-ci arrive, 1°. par le passage ou retour de la phlegmasie chronique à l'état d'une phlegmasie aiguë tellement intense qu'elle se termine subitement, tantôt en concentrant vers l'épigastre, en épuisant l'irritabilité (apoplexie nerveuse des auteurs), tantôt en se communiquant rapidement à l'encéphale, de manière à foudroyer l'individu par une véritable apoplexie, ou que, sans se terminer subitement, elle résiste du moins à tous les moyens de l'art; 2°. par le fait même de l'état chronique. Dans ce dernier cas, la gastro-entérite est le plus souvent accompagnée d'ictère, toujours au moins d'affection du foie, et les malades succombent dans l'hydropisie ou dans le marasme, suivant que l'irritation est ou n'est pas fébrile, et que les matériaux de la nutrition sont admis ou refusés par l'estomac, absorbés ou rejetés par les intestins. A celà viennent se joindre par l'exaltation des sens internes et externes, et par celle des nerfs musculaires, des convulsions et des sensations plus ou moins pénibles dans tous les points sensibles du corps (hypocondrie), et même le dérangement des opérations intellectuelles (folie). (T. VI, p. 114 et suiv.)

Irritations des organes urinaires et génitaux. Néphrite. — Qu'il y ait inflammation aiguë et phlegmoneuse dans la substance des reins, phlegmasie catarrhale dans le bassinet et dans les uretères, développement et dilatation des reins en un sac volumineux, dégénération de sa substance en un tissu squirrheux avec ou sans tubercules, que l'affection soit accompagnée ou non de la formation de calculs: tous ces désordres ne sont que des produits divers de l'irritation.

Les causes les plus communes de celle-ci, dans l'ordre de leur fréquence, sont: 1°. le refroidissement de la peau, lequel la produit tantôt immédiatement, et tantôt après avoir d'abord affecté l'appareil locomoteur, et surtout les muscles du dos, des lombes ou des cuisses; 2°. l'irritation des voies digestives, laquelle la produit par influence sympathique ou en s'opposant à l'absorption des liquides, et rendant ainsi les urines plus concentrées et plus irritantes; 3°. l'irritation de la vessie ou même celle de l'urètre, des testicules, etc.; 4°. l'usage de certains vins, et des diurétiques excitans, tels que les cantharides, etc.

Les douleurs à la région lombaire propagées le long du cordon jusqu'aux aines, et même à la cuisse; la rétraction du testicule du côté malade; l'altération des urines qui sont plus claires ou plus foncées, souvent claires à la veille d'un accès, rouges, noirâtres ou muqueuses après qu'il est passé; le diabétès sucré ou non sucré; les éructations, les vomissemens, qui, dans certains cas, se manifestent chaque fois que l'on presse sur la région des reins; tels sont les principaux signes de l'irritation des organes sécréteurs de l'urine. Il peut y avoir suppression d'urine, hematurie. Les concrétions dont la présence constitue la néphrite calculeuse, ne sont jamais primitives; elles sont toujours l'effet de l'irritation des reins, laquelle entraîne une sécrétion vicieuse dont les matériaux se séparent, se précipitent et, s'unissant au mucus, forment des noyaux calculeux, que les organes expulsent les uns avec les *coliques* dites néphrétiques, tandis qu'il en reste un ou plusieurs autres qui deviennent la cause d'attaques subséquentes.

L'irritation peut devenir permanente sans la présence d'aucun calcul; alors les reins subissent l'un des genres d'altérations organiques indiquées au commencement de cet article. Ce cas est quelquefois très-difficile à distinguer de ceux où il y a formation de corps étrangers; mais aussi cette distinction est inutile à la thérapeutique; il lui suffit d'avoir reconnu l'irritation, et d'en avoir apprécié le degré.

La première indication dans le traitement de la néphrite primitive, est de calmer l'irritation des reins par les antiphlogistiques; on dirige ensuite ses moyens sur ceux des organes sympathiquement affectés qui paraissent souffrir le plus (ordinairement ce sont les voies gastriques); et si l'un d'eux contracte une irritation prédominante, on s'attache à la détruire.

Si la néphrite ne s'était pas développée directement, mais bien sous une influence sympathique quelconque, il est inutile de dire que l'irritation étrangère, dont elle ne serait dans ce cas que le résultat, devrait d'abord fixer l'attention, à moins d'une plus grande intensité dans les symptômes de l'affection secondaire. Applications de nombreuses sangsues ou de ventouses scarifiées sur la région des reins; sangsues à l'épigastre, etc.; cataplasmes émolliens, demi-bains, émulsions, diète, etc.; tels sont les principaux moyens à l'aide desquels sont remplies les indications dans ces sortes de cas. (T. VI.)

— *Les irritations des mamelles* qui surviennent à la suite des couches, sous l'influence du froid et de l'humidité, sont avantageusement traitées par des applications de sangsues, en joignant à ce moyen les cataplasmes émolliens et la succion, mais celle-ci à l'époque seulement où la sécrétion laiteuse se fait convenablement; à l'instant où cette fonction est supprimée, la succion ne pourrait qu'exaspérer les accidens. (T. VI.)

Irritations de la bouche — irritations gengivales et dentaires. Celles de l'époque de la dentition peuvent se transmettre sympathiquement, 1°. aux organes digestifs : de là l'inappétence, la diarrhée, etc.; 2°. aux poumons : d'où la toux, la dyspnée, etc.; 3°. aux amygdales, au larynx (croup) : d'où l'imminence de suffocation, etc.

On doit calmer l'irritation de la bouche par les applications émollientes, narcotiques, et, si le cas l'exige, par l'incision de la gencive. Mais les irritations sympathiques développées du côté des viscères, et l'obstruction des voies respiratoires, doivent avant tout fixer l'attention, puisqu'elles menacent immédiatement l'existence de l'individu. L'indication de soustraire le malade au danger imminent de la suffocation, peut être remplie au moyen de la laryngotomie et de la trachéotomie. Ces opérations, auxquelles sont dus de nombreux succès, ne présentent ni la difficulté ni le danger qu'on leur suppose. (T. VI, p. 54.)

Les phlegmasies, même chroniques, de la langue, des lèvres du voile du palais et de l'intérieur des joues, lesquelles sont ordinairement accompagnées d'ulcérations, se combattent avec succès par des applications de nombreuses sangsues sous les angles des mâchoires, (et mieux encore dans l'intérieur de la bouche, dans le voisinage des surfaces ulcérées), les gargarismes ou injections émollientes, etc. (T. VI, p. 393 et 481.)

Phlegmasies de la séreuse abdominale. — 1°. *Péritonite aiguë.* — La péritonite peut être primitive, mais elle n'est ordinairement que le résultat d'une inflammation qui s'est propagée de la muqueuse gastro-intestinale, etc., à la séreuse. La péritonite puerpérale en particulier a son siège principal et primitif dans l'utérus, et devrait, pour cela, porter le nom de *métro-péritonite*. Le calomel et l'opium combinés ne réussissent pas ainsi qu'on l'assure. Mais, dans le plus grand nombre des cas, on guérit cette terrible maladie en employant, 1°. les saignées générales copieuses (de 12 à 28 onces par une des veines du bras largement ouverte), répétées dans certains cas jusqu'à trois fois (quelquefois deux le même jour à quelques heures de distance); 2°. les saignées locales, au moyen des sangsues en grand nombre (de 20 à 50 et au-delà) partagées entre la vulve, ou le périnée, ou le haut des cuisses, et la région hypogastrique : 3°. les fomentations, les injections et les lavemens émolliens; 4°. les bains prolongés de ½ heure à une heure, en les donnant près du lit, et en y frictionnant la malade que l'on enveloppe ensuite d'une couverture de laine chauffée; 5°. vers le 4e. jour, un léger évacuant tel que l'huile de ricin; 6°. des vésicatoires ou des sinapismes sur la partie supérieure des cuisses, aux articulations des genoux ou aux mollets. Les boissons rafraîchissantes et gommeuses, la diète absolue, tant que les symptômes inflammatoires persistent. (*Annales de la méd. phys.*, t. V, p. 319 et 374. *Mémoires sur la métro-péritonite puerpérale, par M. Scutin, chirurgien en chef du grand hôpital de Bruxelles*, etc.) Ce mémoire qui renferme les faits les plus intéressans et les plus décisifs sur l'un des points les plus délicats de la médecine pratique, mérite d'être lu en entier. On le rapprochera avec avantage de celui de M. Vandenzanden sur le même sujet.

On se rappelle que ce dernier, professeur, et médecin d'un hôpital d'Anvers, avait avancé, 1°. que la médecine physiologique n'offre que *des ressources insuffisantes et précaires* dans la péritonite puerpérale etc.; 2°., que la péritonite puerpérale présente des nuances qui ne permettent pas de la traiter comme une péritonite ordinaire; 3°. que les évacuations sanguines, soit par les saignées générales, soit par les sangsues sont alors inutiles et même promptement funestes; 4°. qu'au contraire on obtient des succès presque constans dans le traitement de cette affection, par les mercuriaux et surtout le calomel uni aux sédatifs ou même employé seul.

Toutes ces propositions ne sont ni vraies ni justes : mais comme les résultats obtenus par M. V. dans sa pratique en sont indépendans, et que d'ailleurs ils sont authentiques, nous avons cru devoir les rappeler ici. Au reste ils ne nous semblent nullement impossibles à concilier avec ceux de M. S. Les assertions de ces médecins sont seules contradictoires. En effet, d'une part, c'est surtout pour la dernière période de la péritonite que M. V. vante l'efficacité du calomel, et M. S. après les émissions sanguines emploie lui-même l'huile de ricin; et d'autre part M. V. admet que, dans le début, les émissions sanguines peuvent se trouver indiquées. Ce point de thérapeutique nous semble exiger, pour son complément, l'association des deux ordres de moyens dont il est ici question, je veux dire des émissions sanguines, et des dérivatifs sur le tube intestinal, employés, les 1ers. avec hardiesse dans le début de la maladie, et les autres plus tard avec ménagement.

2°. *Péritonite chronique.* — Pour s'être prolongée quelques semaines et même des mois entiers, l'irritation de la séreuse abdominale n'a point changé de nature; elle doit être constamment traitée de la même manière. Jusqu'à présent le traitement a rarement été suivi de succès, parce que l'on a méconnu les formes variées que l'irritation, cause première des affections consécutives, revêt dans le développement progressif de leurs symptômes.

La méthode antiphlogistique, c'est-à-dire de petites applications de sangsues à la marge de l'anus et à l'épigastre, des demi-lavemens émolliens; des fomentations de même nature, la diète, etc., suivie des révulsifs sur les reins (diurétiques), sur le tube intestinal (purgatifs), sur la peau (frictions générales et locales, larges vésicatoires sur l'abdomen, et que l'on fait suppurer), amène les plus heureux résultats, même dans les cas où la phlegmasie membraneuse est compliquée d'hépatite, de *mésentérite*, etc., et portée jusqu'à l'hydropisie.

Hydropisie. — Cette affection, pénible pour le malade et embarrassante pour le médecin, résulte quelquefois d'une péritonite primitive passée à l'état chronique; mais le plus ordinairement elle est la suite d'une inflammation de la muqueuse gastro-intestinale, qui s'est propagée à la séreuse, et à laquelle elle survit. Elle peut résulter à la fin des gastro-entérites où le traitement antiphlogistique et l'abstinence ont été long-temps prolongés, d'une alimentation trop précipitée et trop abondante.

L'ascite et l'anasarque anciennes ou récentes, mais dépendant de phlegmasies chroniques, ne résistent point, comme elles le font si souvent aux moyens ordinaires, quand on leur oppose un traitement convenable.

M. François (*Ann. de la Méd. phys.*, tom. V, pag. 101) a employé avec des succès presque inespérés, après le traitement antiphlogistique, 1°. dans l'ascite simple, des paquets composés de ℞ *crème de tartre soluble* de gr. VIII à XII; *nitrate de potasse* de gr. IV à VI; *poudre de digitale pourprée*, gr. j. A prendre de 4 heures en 4 heures dans un peu d'eau. 2°. Dans le cas d'ascite avec engorgement du foie ou des ganglions mésentériques, etc., les pilules suivantes : ℞ *extrait sec de ciguë*, gr. j; *calomel et opium*, āā gr. $\frac{1}{3}$. De quatre à six de ces pilules par jour. Dans des cas nombreux d'ascite et d'anasarque, M. Lalanne a obtenu des succès non moins remarquables de l'emploi du nitrate de potasse à haute dose. On le donne dès le premier jour à la dose d'un gros, et on augmente ensuite chaque jour d'un gros jusqu'à ℥ j ß et ℥ jj par jour. On l'administre dans une solution gommeuse, ou l'eau de lin, dans la proportion de 8 onces de liquide environ pour un gros de nitrate. La quantité indiquée est prise par petites doses dans les 24 heures.

A ces doses, qui du reste varient nécessairement suivant les individus et les circonstances, le nitrate de potasse, tout en purgeant et faisant abondamment uriner, ne cause ordinairement qu'un sentiment de chaleur ou d'ardeur dans les premières voies, et de légères tranchées; il fait cesser la soif des hydropiques, et rend l'appétit très-prononcé. Quelquefois pourtant ses effets naturels n'ayant point lieu, il produit un résultat tout contraire en réveillant dans un point l'irritation primitive.

Les vomissemens (provoqués par le moindre aliment, ou par la plus légère boisson), la soif, la constipation, peuvent avoir lieu sans dépendre d'une irritation des voies gastro-intestinales, et dans ce cas ils ne contre-indiquent pas l'emploi du nitrate de potasse. Si ce médicament finit par n'être plus supporté, on lui substitue le vin scillitique; si celui-ci irrite, on le cesse pour y revenir plus tard. Quand, malgré l'emploi du nitrate de potasse, les selles se suppriment, on le suspend pour avoir recours aux purgatifs. Le nitrate de potasse agissant par révulsion sur les appareils gastro-intestinal et urinaire, il est clair qu'il ne convient que lorsqu'il n'existe plus d'irritation de ce côté, et que même l'état de relâchement et d'inertie des voies digestives est une condition favorable à son emploi. A la rigueur la diarrhée chronique ne le contre-indique pas.

L'instant de donner le nitrate de potasse est celui où, les

selles et les urines tendant à se supprimer, on voit l'hydropisie s'accroître.

Pendant son usage, et le traitement en général, le régime lacté est le plus convenable. Dans les hydropisies chroniques, si les pulsations du cœur sont faibles et lentes, le pouls petit et filiforme, s'il y a orthopnée, suffocation, en un mot présomption d'une réaction trop faible, les stimulans ne doivent être employés qu'avec la plus grande réserve, parce qu'ils peuvent alors hâter la perte des malades. Il est clair que si l'hydropisie s'accompagne de quelque lésion grave des tissus, le cas est irremédiable, et la mort inévitable. (*Annal. de Méd. phys.*, to. V, p. 409 et suiv.)

Dans deux cas de péritonite chronique avec ascite, la ponction ayant été faite, on a injecté douze fois par la canule du troiscart de la vapeur de vin rouge recueillie au moyen d'une petite seringue à injection auriculaire et condensée, en refroidissant avec de l'eau le corps de la seringue; l'hydropisie ne s'est pas reproduite, la guérison a été complète. (*Annal. de la Méd. Phys.*, t.V, p. 487.

— L'engorgement du tissu cellulaire est lié à la péritonite par analogie de tissu, et consiste comme elle en une irritation. L'engorgement puerpéral des membres n'est autre chose qu'une phlegmasie celluleuse et lymphatique, qui se développe chez les femmes en couche, ordinairement sous l'influence du froid et de l'humidité. C'est une affection de même nature que l'éléphantiasis des Arabes.

On arrête ces phlegmasies, qui se compliquent ordinairement de gastrites, au moyen des saignées générales et surtout des applications de sangsues, en leur faisant succéder les purgatifs doux en potions et en lavemens, les boissons laxatives et apéritives, les frictions, les fumigations aromatiques, etc. Les saignées ne paraissent que préparatoires à l'emploi de ces derniers moyens.

Un cas d'engorgement chronique considérable du tissu cellulaire des seins et des membres thoraciques, avec perte des mouvemens de ces dernières parties, survenu à la suite de plusieurs grossesses, chez une femme de 46 ans, a été traité avec un succès complet, par les saignées locales et le petit-lait de Weiss, employés alternativement, puis par des douches de vapeurs sulfureuses et de bains de vapeurs sèches. (*Ann. de la Méd. phys.*, t.V, p. 121 et 126.)

Irritations des organes de la respiration, et de leurs dépendances.

Phlegmasies muqueuses. — *Angine.* — Elle consiste toujours dans une phlegmasie de la muqueuse de l'isthme du gosier ou du pharynx, ou de l'un et de l'autre en même temps, l'affection pouvant même s'étendre jusqu'au larynx, etc. Elle est primitive et idiopathique ou secondaire et symptomatique de l'irritation des viscères.

Elle peut devenir funeste : 1°. En se terminant par gangrène, A. à la suite d'une violente inflammation annoncée ou par beaucoup de douleur, ou par une fièvre ardente, surtout chez les sujets robustes et d'un tempérament sanguin ; B. à la suite d'une phlegmasie locale d'abord légère, mais accompagnée d'une irritation des viscères, forte et invétérée ; C. à la suite de l'infection, lorsqu'on a été exposé de près à la vapeur qui s'exhale d'une muqueuse fortement enflammée (1), ou à celle des substances animales putréfiées, ou lorsqu'on a manié les chairs des animaux morts du charbon, ou enfin sous l'influence d'un air marécageux et corrompu (dans tous ces cas, la gangrène est toujours le produit de l'inflammation, soit que celle-ci n'ait pas été traitée assez vigoureusement, et calmée en temps opportun, soit qu'elle ait été exaspérée par l'emploi des stimulans à l'intérieur ou à l'extérieur) ; 2°. En suffoquant l'individu par une congestion sanguine rapide, qui intercepte la respiration et fait périr dans un état de lividité avec odeur fétide, simulant la gangrène.

Le traitement doit avoir pour but de calmer non-seulement l'irritation de la gorge, mais encore celle des voies gastriques. Pour remplir la 1re. indication, les émétiques et les purgatifs qui peuvent réussir chez les personnes lymphatiques, en agissant comme révulsifs, sont funestes aux personnes d'une constitution sanguine, irritable, nerveuse, sujettes à des ardeurs d'estomac, ou qui ont été excitées, soit par des excès, soit par un genre de vie très-laborieux, ou qui sont en proie à des affections morales tristes. Ils déterminent chez toutes ces personnes la gastro-entérite, l'encéphalite, etc., et provoquent la terminaison de l'angine par gangrène. Le trai-

(1) M. Broussais ne donne que comme une possibilité l'inflammation de la gorge par la vapeur qui s'élève de parties vivantes enflammées ; mais j'ai, l'année dernière, été appelé à donner des soins à deux sœurs qui contractèrent une angine extrêmement violente auprès d'une dame affectée d'un ulcère de la matrice.

tement de cette affection doit être antiphlogistique. Il consiste principalement dans les saignées locales au moyen des sangsues à l'épigastre et au cou. L'angine est une des phlegmasies dans lesquelles ce mode de saignée réussit le mieux. Ce serait tout au plus chez les sujets lymphatiques, qu'après leur emploi, on pourrait recourir aux purgatifs. Le nombre des saignées est indéterminé, il faut que le sang coule sans interruption jusqu'à ce que l'irritation soit calmée. (*Annal. de la méd. phys.*, t.VI, p. 133.)

Laryngite, trachéite, bronchite et complications de ces phlegmasies entre elles. — La laryngite, quelquefois primitive, est plus fréquemment, sous la forme soit aiguë, soit chronique, la suite d'une irritation des bronches, de la trachée ou de l'estomac. Réunie à l'irritation de la trachée et à l'état aigu, chez les enfans en bas âge, elle constitue le *croup*, ou la *laryngo-trachéite* de cet âge. A l'état chronique (état sous lequel elle se présente le plus souvent), c'est la *phthisie laryngée* des auteurs.

Le traitement le plus convenable de la laryngite et de la laryngo-trachéite aiguës, lesquelles se compliquent ordinairement de gastrite, se compose de sangsues appliquées d'abord à l'épigastre, à la partie inférieure du sternum ou à l'anus, puis sur les parties latérales du cou; de cataplasmes émolliens sur ce dernier endroit; de bains de pieds sinapisés, fréquemment répétés, avec application, dans leur intervalle, de cataplasmes émolliens sur l'abdomen et sur les extrémités inférieures; enfin de plusieurs vésicatoires appliqués successivement et un à un aux cuisses, aux jambes, et même, en dernier lieu, s'il est nécessaire, aux bras et sur les parties latérales du cou. La phlegmasie cède promptement à ces moyens en leur joignant les boissons mucilagineuses, etc. Si, dans le croup, elle se prolonge au-delà de quelques jours, alors du moins elle le fait sous la forme et avec la bénig ité d'un rhume ordinaire.

La laryngite chronique doit être traitée, 1°. par les antiphlogistiques dirigés contre l'irritation des voies pulmonaires ou gastriques, qu'elle est venue compliquer, ou à laquelle elle a succédé. 2°. En recourant de suite, si elle est primitive, aux saignées locales convenablement répétées malgré la faiblesse et l'état de maigreur des individus, aux applications émollientes, puis aux frictions légèrement stimulantes, et à l'emploi de deux petits vésicatoires sur les parties latérales du cou. 3°. Dans tous les cas r le silence absolu, etc. Employés dès le prin-

sibles; les fumigations aromatiques le sont à toutes les périodes.

La persévérance dans le traitement peut seule en assurer le succès. La fréquence des irritations de la muqueuse laryngée tient à la sensibilité plus développée de cette portion de la membrane générale qui tapisse les voies gastro-pulmonaires. Les sympathies qu'exerce le larynx sont en raison de cette sensibilité; de là l'influence de la laryngite chronique sur les fonctions des principaux viscères, et sa terminaison ordinairement funeste. (*Ann. de la méd. phys.*, t. V, p. 156 et 317, et t. VI, p. 613.)

Coqueluche.—Elle consiste dans une bronchite avec vive sensibilité de la muqueuse enflammée. L'espèce de démangeaison dont cette membrane est alors le siège est la cause de la toux et des vomissemens convulsifs que l'on observe alors. Les accidens formidables que peuvent entraîner les efforts de la toux proviennent du sang que ceux-ci accumulent dans le cerveau, le cœur, etc.

L'irritation peut, du point primitivement affecté, se propager à la muqueuse pulmonaire et gastrique, au parenchyme du poumon, et jusqu'à la plèvre. Alors la maladie n'offre plus la forme propre à la coqueluche, elle présente celle de la phthisie, qu'elle peut en effet entraîner à sa suite. Les saignées générales, et surtout les locales, le régime adoucissant, les précautions contre le froid, et la révulsion bien ménagée, sont les principaux moyens à opposer à la coqueluche, soit aiguë, soit chronique. (*Ann.*, t. V, p. 467.)

Goître. Cette affection du corps thyroïde est la suite de l'irritation de cet organe.

Dans son début il guérit par les antiphlogistiques, c'est-à-dire par des applications de sangsues réitérées à certains intervalles, en même temps que l'on met la partie à l'abri du contact du froid.

Le développement extraordinaire des vaisseaux sanguins du corps thyroïde et les concrétions lymphatiques ou calcaires qu'on y trouve souvent ne sont que l'effet des progrès de l'irritation : on les prévient par le traitement sus-indiqué.

Si ce traitement ne réussit pas complètement, on recourt alors à l'iode, lequel agit comme irritant et guérit par conséquent par révulsion.

On sait aujourd'hui que les succès dus à l'éponge calcinée ne dépendent que de l'iode qu'elle contient. (*Ann.*, t. 5, p. 481.)

Phlegmasies cutanées.

Les rapports les plus intimes, chez les enfans surtout, associent la peau aux membranes muqueuses dans les phlegmasies cutanées aiguës dites *éruptives*. La cause insaisissable de la variole, de la rougeole et de la scarlatine porte sa première action sur les membranes muqueuses des viscères. Elle y développe une phlogose, dont les sympathies sont analogues à celles des phlegmasies dépendantes de toute autre cause : de là l'inflammation est dirigée vers la peau. Tantôt, l'inflammation sympathique de celle-ci se termine en servant de crise salutaire à l'inflammation interne; d'autres fois elle semble se réfléchir sur les viscères et renouveler, dans leurs membranes internes, la scène morbide du commencement. Dans les cas où la phlegmasie est extrême, soit dans la peau, soit dans les muqueuses, elle peut, en quelque sorte, les déborder et se répandre dans les parenchymes, ainsi que dans les tissus cellulaires et séreux..... Le traitement consiste à circonscrire l'irritation dans ses limites normales, et l'y maintenir dans un degré tel qu'elle ne puisse ni désorganiser les tissus, ni produire l'épuisement des forces vitales.

Variole. — Elle est, dans son développement, précédée d'une gastro-entérite qui cesse avec la fièvre à l'instant de l'éruption.

La confluence des boutons et l'érysipèle qu'ils déterminent, peuvent ramener la fièvre et la gastro-entérite ; ou bien la gastro-entérite peut succéder à la phlegmasie cutanée quand celle-ci cesse. (*Annales*, t. V, p. 520.)

Vaccine.— A moins d'une épidémie de petite-vérole exerçant ses ravages, on doit préparer l'individu à la vaccination en détruisant chez lui, par les saignées générales et locales, les rafraîchissans et le régime, l'irritabilité excessive qui peut exister. Autrement, l'inflammation locale se développant, le vaccin n'est pas absorbé, et l'opération manque ; ou bien les boutons deviennent creux et se convertissent en ulcères rongeans ; il se développe des phlegmons, des érysipèles accompagnés d'ulcérations profondes, des *ganglionites* suivies de dépôts, etc.

On doit avoir l'attention de ne pas vacciner quand la peau est le siége d'éruptions pustuleuses, et surtout de ne pas vacciner près de l'endroit de la peau où existe cette éruption.

Il n'est pas nécessaire de vacciner au bras, en choisissant une autre partie on évite des cicatrices désagréables.

Rougeole. Elle consiste dans une irritation de la totalité des bronches qui précède, accompagne et suit l'éruption cutanée et à laquelle se joint une gastro-entérite plus et moins intense. Les saignées du bras, les sangsues appliquées sur la trachée au bas du cou, entre les deux muscles sterno-cléido-mastoïdiens et à l'épigastre facilitent la terminaison heureuse de cette maladie, et préviennent les pneumonies et les gastro-entérites adynamiques que les infusions sudorifiques, l'excès des couvertures et les autres excitans pourraient produire. Tous les tissus sont menacés dans cette phlegmasie lorsqu'elle est intense et qu'elle attaque un adulte; mais les accidens cèdent bientôt si l'on procède par la méthode indiquée. Les malades sont enroués, ils ont de la chaleur et de l'âcreté dans la gorge, et rendent des crachats puriformes; tout cela n'a rien d'effrayant, si l'on persiste dans la méthode antiphlogistique. On voit survenir des accidens graves si on préfère l'emploi des médicamens opiacés, les antispasmodiques et les vésicatoires. Si le malade en revient, il gardera quelque phlegmasie chronique.

Le traitement de la rougeole doit être dirigé contre l'irritation intérieure. En détruisant celle-ci par les applications de sangsues, la diète et les boissons mucilagineuses, on fait avorter la phlegmasie cutanée, qui se termine alors par de simples sueurs et sans desquammation.

Scarlatine. — Affection de même nature que la rougeole, mais plus grave; elle a plus de tendance à se compliquer de phlegmasies celluleuse et séreuse (œdème, arachnitis, etc.). Son traitement est le même; seulement il convient de redoubler d'attention lors de la convalescence, pour mettre la peau à l'abri du contact du froid et entretenir l'excrétion qui se fait à sa surface. (*Annales*, t. V, p. 239.)

Érysipèle. — L'acuité et la profondeur de cette phlegmasie sont toujours en raison directe de l'irritation de la peau et de celle des viscères et surtout des voies gastriques. Souvent même l'érysipèle tire sa source de cette dernière qui le produit par une sorte d'influence sympathique. Plus il y a d'irritation dans les voies gastriques, plus les causes externes, quand il en dépend, trouvent de facilité à le produire. Pour peu que l'érysipèle soit intense, il se complique toujours de l'irritation des voies gastriques, quand il n'en dépend pas...

Deux indications existent constamment à remplir dans les érysipèles : 1o. Détruire l'inflammation de la peau de peur qu'elle ne pénètre dans le tissu cellulaire, ou qu'elle n'entraîne la mortification de la peau elle-même; 2o. enlever l'irritation des viscères, de crainte qu'elle ne s'accroisse aux dépens de celle de la peau au moment où celle-ci viendra à céder, et que, devenue prédominante, elle ne cause une céphalite, une pneumonie, ou une gastro-entérite, etc.

Ces deux indications sont remplies par les saignées locales au moyen des sangsues dans le voisinage de la partie malade et à l'épigastre, par les applications émollientes, les boissons délayantes, etc.

Si l'on y était forcé par l'étendue de l'érysipèle, on pourrait appliquer les sangsues sur les parties rouges elles-mêmes, en ayant seulement la précaution de les faire piquer à quelque distance les unes des autres, afin qu'elles ne déterminent pas une trop forte fluxion sur le même point.

Les érythèmes, les érysipèles *pustuleux*, *phlegmoneux*, *gangréneux* ne sont point des affections essentiellement distinctes, ayant une marche propre et leurs spécifiques. Ce ne sont que des degrés différens de l'inflammation de la peau, et c'est à les réduire au plus léger de tous que doit incessamment tendre le traitement. (*Annales*, t. VI, p. 237 et suiv.)

Pustule maligne. — Maladie *interne et générale*, de nature inflammatoire, qui reconnaît pour cause l'introduction d'un virus dans l'économie par voie d'absorption. Le bouton gangréneux, autrement la pustule, en est le symptôme caractéristique, mais ce n'est du moins qu'un symptôme... Elle a son siége dans le système vasculaire sanguin, et consiste en une altération du sang par le principe délétère qui s'y est introduit. Elle se développe souvent sur des parties qui n'ont point éprouvé directement ou par contact l'influence de la cause, mais qui l'ont reçue par voie de circulation après son absorption dans l'acte de la respiration.

Elle doit être combattue par les antiphlogistiques. Ce traitement consiste principalement ici dans l'emploi des saignées générales, des boissons adoucissantes, la diète la plus sévère; et pour tout moyen local, en bains et fomentations émolliente, sur la partie malade, dont l'affection pourrait à la rigueur être abandonnée à elle-même. Si les topiques antiseptiques conviennent, ce n'est qu'à l'époque où la phlegmasie commence à diminuer; employés plus tôt ils causent les plus vives douleurs et font périr les malades.

L'incision et la cautérisation sont non-seulement insuffisantes, mais encore pernicieuses.

Les accidens de la pustule maligne résistent dans presque tous les cas aux remèdes locaux; au contraire, elle cède promptement (quelquefois en peu d'heures) aux saignées générales. (*Annales*, t. VI, p. 146, Mémoire de M. Vernhes.)

Irritation des organes de la locomotion et de leurs dépendances.

Phlegmasies articulaires. (*Arthritis.*) — Elles peuvent exister (comme celles de toute autre partie, par exemple celles des poumons ou des voies gastriques) sans douleur locale, annoncées seulement par quelques symptômes dépendant du développement de certaines sympathies, par exemple celle de l'articulation ischio-fémorale, par des douleurs sympathiques dans le pied et dans le genou. Sans une attention particulière, elles peuvent alors n'être rapportées à leur véritable siége qu'après avoir fait de grands progrès.

Elles doivent être attaquées dès leur début, si l'on veut en arrêter la marche, par un traitement antiphlogistique énergique. (Saignées locales abondantes, répétées jusqu'à ce que la douleur ait disparu; applications émollientes, diète végétale, viandes blanches, repos absolu, etc.)

Une phlegmasie de l'articulation ischio-fémorale (luxation spontanée des auteurs) a été guérie chez une jeune demoiselle de douze ans par trois applications de sangsues (l'une de 40, l'autre de 20, et la troisième de 12), faites à 24 ou 48 heures d'intervalle sur les points les plus douloureux de l'articulation malade. (*Annales*, t. VI, p. 50.)

Goutte et rhumatisme. — Les phlegmasies articulaires cèdent à l'emploi des saignées générales et locales, des fomentations émollientes, et, vers la fin, des purgatifs doux employés comme moyen de révulsion.

Comme l'irritation de l'estomac les produit ou les entretient souvent, et les complique toujours, rarement les applications de sangsues à l'épigastre doivent être négligées; souvent avec le régime elles suffisent seules.

Irritations du système circulatoire et de ses dépendances.

Les affections du cœur et des artères sont, pour la plupart, des maladies *irritatives.* Toutes les causes d'irritation peuvent être transmises au cœur et l'affecter par l'une de ses deux surfaces, ou dans son tissu musculeux. De là ses différens états pathologiques et la série des symptômes qui caractérisent ces conditions diverses. Les végétations que l'on trouve si souvent sur ses valvules et que Corvisart attribuait à une cause vénérienne, tiennent à l'inflammation de sa membrane interne.

Les incrustations osseuses ou cartilagineuses, la friabilité, les tubercules des artères, quelles que soient leur couleur et leur consistance; l'ulcération de leur membrane interne, etc., ne sont que des effets d'une inflammation chronique, développée primitivement dans la plupart des cas, dans la membrane interne et transmise de là aux ganglions lymphatiques sous-jacens, mais affectant quelquefois une marche inverse, comme dans les entérites, etc. Dans les maladies du système circulatoire, c'est donc aussi l'irritation, le mode suivant lequel elle se transmet, et les changemens qu'elle opère dans le tissu, qu'il faut rechercher, qu'il faut étudier avant tout, et non les altérations organiques elles-mêmes, c'est-à-dire les résultats de l'irritation. Autrement les faits restent isolés et stériles en vérités d'application, parce qu'on en ignore la cause ou le principe.

Hémorrhagies.—L'hémorrhagie n'est jamais une affection hyposthénique, quelle qu'en soit la voie, elle est toujours un mode particulier de l'irritation du système sanguin. Tel est le caractère de celles qui ont lieu dans les cas de pneumonie, de gastro-entérite et de métrite chroniques; l'emploi des médicamens astringens est le plus souvent nuisible.

Les hémoptysies et les hématémèses sont des affections de même nature; elles constituent parfois un mode d'irritation primitif; elles peuvent remplacer les menstrues; mais elles dépendent le plus souvent d'une phlegmasie chronique. Dans tous les cas, le traitement consiste dans celui de l'irritation; il est toujours le même, c'est-à-dire essentiellement antiphlogistique; seulement, dans le dernier cas il offre moins de chances de succès. Les *fondans* et les *anti-tuberculeux*, donnés autrefois dans l'hémoptysie d'après la supposition que cette affection se rattachait à la préexistence de tubercules dans le tissu pulmonaire, sont donc aussi nécessairement funestes.

Irritations du système nerveux et de ses dépendances (*Névroses*). — Les névroses ont, avec les phlegmasies, les rapports les plus intimes. Leur traitement *est essentiellement antiphlogistique.*

—*Irritations encéphaliques et rachidiennes*, etc. (*Névroses extérieures ou de relation.*)—Elles se rattachent à l'irritation des viscères et spécialement de ceux de la digestion et de la reproduction. Cette irritation, dans le plus grand nombre des cas, se développe d'abord dans la muqueuse des organes pour se propager bientôt aux nerfs ganglionaires et de là à l'encéphale, point de départ ultérieur et définitif des phénomènes morbides caractéristiques de l'hystère, de l'hypocondrie, etc. Mais si le plus ordinairement l'estomac ou les intestins, primitivement enflammés, développent les symptômes de la phlegmasie dans le cerveau ou ses membranes : le cerveau peut cependant aussi phlogoser les organes digestifs (*ex :* les abcès du foie et les diarrhées dites *bilieuses*, à la suite des affections traumatiques de la tête); en sorte que quand la gastro-entérite n'est pas la cause des irritations cérébrales, elle en devient ordinairement l'effet. (*Ann. de la méd. phys.*, tome VI, p. 143.)

L'irritation est la cause première de tous les phénomènes morbides appelés *cérébraux*, de tous les accidens *nerveux*, c'est-à-dire des douleurs, des convulsions, qui s'observent dans différentes parties du corps, et des altérations qui se remarquent dans les facultés intellectuelles et morales de l'individu, de l'exaltation, de la perversion, de l'abolition des fonctions sensitives et motrices. Les ruptures vasculaires avec extravasation de sang, l'exhalation de sérosité, le ramollissement avec formation de pus, l'endurcissement, le squirre ou cancer, l'atrophie, l'inégalité de volume des deux hemisphères, l'épaississement éburné des os ; tous ces phénomènes dépendent d'une condition, d'une modification organique primitive, essentiellement identique, l'*irritation*, soit immédiatement, soit consécutivement à l'appel des fluides, et aux vices de nutrition que l'irritation entraîne après elle : ce ne sont que des résultats, les uns de la phlegmasie aiguë de la pulpe cérébrale, les autres de sa phlegmasie chronique, les autres, enfin, de cette même phlegmasie communiquée à la substance osseuse, etc. L'écartement de la table interne et l'affaissement de la table externe des os du crâne sont déterminés par l'atrophie du cerveau, d'après la loi qui veut que les parois des cavités n'abandonnent jamais les viscères, à moins d'en être écartés par des corps étrangers.

Le plus haut degré des irritations cérébrales est la congestion subitement mortelle, avec ou sans hémorrhagie; le moindre, la phlegmasie chronique, qui produit les raideurs, les tremblemens, la somnolence et les troubles légers des facultés intellectuelles..... Les signes de l'inflammation de l'arachnoïde n'ont point encore été distingués d'une manière entièrement satisfaisante de ceux de l'inflammation du parenchyme..... L'érysipèle de la face doit être comptée au nombre des symptômes de l'arachnoïdite; alors il occupe le nez et la partie supérieure des pommettes.... Une simple excitation du cerveau, suite de travaux intellectuels, peut se communiquer à l'estomac, devenir prédominante dans ce dernier viscère, et la gastrite qui existe alors détermine par réaction sympathique une véritable encéphalite.

§ *Apoplexie.*—Produit constant de l'irritation, elle appartient à la série des irritations cérébrales; elle consiste dans l'abolition des facultés sensitives et motrices.

Il en existe de deux sortes : 1°. simples; 2°. compliquées de paralysie (soit d'un seul membre, soit de tout un côté du corps, etc.)

Elle peut être produite, 1°. par congestion ou engorgement sans hémorrhagie; 2°. par hémorrhagie ou épanchement sanguin (suite d'exhalation, ou de rupture des vaisseaux); 3°. par exhalation subite de sérosité; 4°. par congestion subite autour d'un foyer de suppuration lentement formé.

Elle peut être mortelle par extravasation sanguine et par le seul fait de la congestion. Son traitement consiste principalement en saignées générales abondantes (du bras et surtout du pied), en saignées locales également abondantes, au moyen de nombreuses sangsues, à l'épigastre, à l'anus, sur le trajet des jugulaires, à la base du crâne, etc. (*Ann. de la méd. phys.*, t. VI, p. 24, 139, 250, 266, 376 et 469.)

§ *Paralysie.*—Elle arrive, 1°. par simple congestion sans aucune extravasation, sans désorganisation actuelle ou antécédente de la pulpe (dans ce cas, toujours rapide dans sa marche, elle paraît et guérit tout à coup); 2°. par congestion lente ou instantanée, suivie d'épanchement et de désorganisation subite d'un point plus ou moins étendu de la pulpe cérébrale, comme il arrive dans l'apoplexie ordinaire (alors elle est profonde et ne diminue ou disparaît qu'avec beaucoup de lenteur) ; 3°. par congestion lente ou instantanée à l'occasion d'une excitation quelconque, avec ou sans extravasation sanguine, autour d'un point primitivement désorganisé avec lenteur par le fait d'une phlegmasie chronique, comme on l'observe ordinairement chez les personnes précédemment attaquées d'épilepsie, de folie, d'imbécillité, de convulsions, ou déjà de paralysie partielle, soit d'un sens, soit d'un groupe de muscles, (alors elle est ordinairement incurable). La paralysie peut se rattacher à l'existence d'une gastro-entérite et guérir par le seul emploi des moyens dirigés contre celle-ci. (*Ann. de la méd. phys.*, t. VI, p. 261.)

§ *Folie*.—Elle ne diffère du délire fébrile que par le degré; ces deux états sont essentiellement les mêmes : dans l'un et l'autre il y a irritation de l'encéphale; dans l'un et l'autre il y a presque toujours irritation gastrique, et de part et d'autre cette irritation est souvent la seule cause des accidens. Dans les délires fébriles, l'inflammation plus active marche rapidement vers la désorganisation ; dans les délires non fébriles, elle s'avance avec lenteur vers le même terme.

De part et d'autre, les moyens de prévenir la désorganisation de l'encéphale sont nécessairement les mêmes; seulement il faut plus d'activité dans le délire fébrile, et plus de persévérance dans le délire non fébrile. Dans ce dernier, lequel constitue le principal symptôme des divers genres d'aliénation mentale, en même temps que l'on combat par les antiphlogistiques l'excitation, tout ce qui peut avoir pour résultat de rappeler celle-ci doit être écarté avec une patience infatigable. Saignées générales, applications de sangsues à l'épigastre; bains tièdes repétés, avec application d'eau froide sur la tête; diète lactée, ou tout au plus, pour nourriture, des potages au bouillon de veau et de poulet; éloignement du bruit, d'une trop forte lumière, et de toute cause morale d'excitation ; réclusion dans un appartement agréable, sans communication avec d'autres individus dans le même état; répression des emportemens et des actes de violence, au moyen de la camisole; à une certaine époque, emploi des révulsifs, s'ils sont nécessaires; exercice au grand air, etc. Tels sont les principaux moyens dont se doit composer le traitement des malheureux attaqués de folie.

La réclusion est indispensable; sans elle tous les autres moyens resteraient inefficaces; mais elle n'a elle-même de résultats salutaires que dans les conditions ci-dessus indiquées. La vue d'autres personnes agitées et délirantes est une cause d'excitation qui nuit nécessairement à l'aliéné; aussi, bien souvent des malades assez tranquilles deviennent-ils turbulens et furieux par cette sorte de contagion morale.

Tant que la folie n'est point accompagnée d'altération organique, il n'y a nulle raison de la croire incurable, quelle que soit sa durée. Si l'on rencontre un grand nombre de cas rebelles, c'est parce que le traitement antiphlogistique n'est pas suivi avec l'exactitude et la persévérance nécessaires. Au reste, il ne s'agit pas d'exténuer l'aliéné par des saignées trop répétées et par un jeûne trop rigoureux; mais plutôt d'observer et d'éviter avec soin tout ce qui peut exciter l'estomac et le cerveau.

Les phthisies, les rhumatismes et toutes les maladies étrangères au canal digestif et à l'encéphale sont purement accidentelles dans la folie. (*Ann. de la méd. phys.*, To. V, p. 248, et To. VI, p. 42.)

§ *Épilepsie.*—Elle dépend de l'irritation primitive ou sympathique du cerveau. Il en existe de plusieurs sortes: 1°. par irritation primitive du cerveau; 2°. par irritation sympathique d'une irritation gastro-intestinale; 3°. par irritation cérébrale primitive, et avec gastrite consécutive.

Dans les cas d'irritation cérébrale réellement primitive, on peut observer une sorte d'*aura epileptica* qui fasse croire à l'existence d'une irritation seulement sympathique.

1°. Combattre au moyen des sangsues, des ventouses, etc., l'irritation là où ses accidens ont leur point de départ, et du côté de l'organe auquel elle s'est transmise; 2°. ne recourir aux révulsifs qu'après avoir convenablement persisté dans l'emploi des antiphlogistiques; 3°. éviter, dans tous les cas, de stimuler l'estomac dont l'irritabilité excitée réveillerait celle de tous les autres organes; tels sont les principes qui doivent ici guider maintenant la thérapeutique. Déjà la nouvelle méthode compte un certain nombre de cas d'épilepsie traités avec succès, tandis que l'ancienne médecine n'opposait à cette maladie que des médications confuses, incertaines, contradictoires et souvent funestes.

Hystérie.— Ses phénomènes caractéristiques se lient fort étroitement dans un grand nombre de cas avec la gastro-entérite chronique, dont ils ne sont alors que les symptômes.

On guérit l'hystérie par les sangsues, les bains et les émolliens;

la disposition se corrige par un régime adoucissant. Les antispasmodiques sont nuisibles. (To. V, p. 85 et suiv.)

Déviations ou incurvations de la colonne épinière. — Elles peuvent dépendre, 1°. du ramollissement des os; 2°. du relâchement des ligamens et des fibro-cartilages; 3° de l'action longtemps continuée des muscles dans le sens de la flexion; 4°. de la carie des os. Les incurvations vertébrales déterminées par les trois premières causes sont seules curables par les moyens mécaniques; ceux-ci, employés contre la carie des os, seraient complètement inutiles s'ils ne devenaient pas nuisibles : ce dernier cas doit donc, dans la pratique, être soigneusement distingué des autres.

Elles peuvent avoir sur l'état et les fonctions des organes renfermés dans les cavités thoracique, abdominale et pelvienne, les résultats les plus fâcheux : (respiration haletante, etc.; digestion difficile, parfois vomissemens, etc.; accouchement laborieux ou même impossible, etc.)

Les déviations par ramollissement des os ou relâchement des symphises sont du ressort de l'*Orthopédie*; elles présentent suivant les cas particuliers une foule de variétés auxquelles doivent être appropriés les moyens de guérison.

Mais si la construction des machines doit éprouver des modifications nombreuses, elle n'en repose pas moins constamment sur deux principes : 1°. compression douce; 2°. extension permanente. L'emploi des moyens mécaniques doit être secondé par les bains de vapeur généraux et partiels, les douches, les frictions d'abord simples, puis aromatiques, le massage, l'exercice, un régime animal, mais aucun médicament interne. De semblables maladies ne peuvent être convenablement traitées que dans un établissement spécial. Il en existe un de ce genre, sous la direction de M. Humbert, à Morley, petit village du département de la Meuse, situé entre Joinville et Ligny, à sept lieues de Bar-le-Duc. M. Humbert obtient chaque jour de ses appareils les succès les plus heureux. (T. VI, p. 273.)

§ *Amaurose ou goutte-sereine.* — Certaines amauroses dépendent d'une inflammation profonde de l'œil, et doivent être traitées antiphlogistiquement. Cette affection peut se rattacher à l'existence d'une gastro-entérite chronique, et guérir par le seul emploi des moyens dirigés contre celle-ci.

— *Névroses intérieures ou viscérales.* — Elles sont un produit de la stimulation des portions des systèmes vasculaire et nerveux distribuées aux viscères, à leur membrane muqueuse surtout, et spécialement à celle des organes digestifs et génitaux; stimulation qui en se prolongeant exalte la sensibilité dans tout l'appareil du grand sympathique, se communique au pneumo-gastrique en vertu des communications qu'il entretient partout avec le grand sympathique, arrive par cette voie jusqu'à l'encéphale, et déprave cet organe dans ses fonctions sensitives et motrices. De telle sorte que les névroses de relation s'associent inévitablement aux névroses viscérales.

Les phénomènes *nerveux* que l'on observe dans ces cas ont leur point de départ aux surfaces muqueuses viscérales. Celles-ci doivent être considérées comme attaquées d'une véritable phlogose, mais d'une phlogose chronique. Aussi les saignées ne peuvent être opposées à celle-ci qu'avec une grande circonspection, et il faut chercher bien plutôt ses moyens de guérison dans le régime, l'éloignement des causes qui entretiennent la maladie et la révulsion que procure l'exercice du corps.

Maladies du système lymphatique.

Le tempérament lymphatique, la disposition à la phthisie consiste dans la prédominance de vitalité et d'action des tissus blancs sur les appareils sanguin et nerveux. Ces tissus ne sont pas seulement susceptibles de maladies asthéniques, mais la plupart de leurs affections tiennent à l'exagération de la vie et ne sont que des irritations analogues à celles des autres tissus. Elles doivent être traitées d'après les mêmes principes, si l'on veut prévenir la désorganisation des parties et la formation des tissus morbides.

L'irritation des ganglions lymphatiques placés au-dessous de la peau ou des muqueuses, n'est que la communication de l'irritation développée primitivement dans ces membranes : l'une est en raison de la durée et de l'intensité de l'autre.

La *phthisie pulmonaire* succède toujours à l'inflammation des tissus au milieu desquels rampent les vaisseaux lymphatiques, il n'y a point de tubercules innés. Quel que doive être dans cette affection le caractère de l'altération organique, la couleur ou la consistance des tissus morbides, le fond, la nature de la maladie et le mode de traitement sont toujours les mêmes, en sorte que les distinctions établies à cet égard par les auteurs peuvent être regardées tout au moins comme inutiles. Dans la phthisie des vieillards en particulier, si l'on trouve le tissu pulmonaire noir, cette couleur n'établit nullement une espèce particulière, mais tient uniquement à la prédominance, par suite de l'âge, de la matière colorante noire dans les organes respiratoires.

Les inflammations actuellement *noires* ont été *rouges* dans le principe. Pour ne pas rencontrer les unes, il faut traiter les autres avec activité quels que soient l'âge et le tempérament. L'âge avancé n'est un obstacle à l'emploi des saignées, que quand les poumons ont été maléficiés par une phlegmasie chronique. (*Ann. de la méd. phys.*, To. V, p. 22.)

Le *cancer* n'est qu'une irritation locale affectant simultanément les tissus blancs, les vaisseaux artériels et les fibrilles nerveuses, et non une maladie contagieuse, héréditaire, d'une nature *sui generis*. La cachexie cancéreuse n'est que l'extension de cette irritation d'abord aux tissus voisins, puis aux appareils éloignés.

Les irritations *pures* du système lymphatique guérissent par les seuls *antiscrophuleux* de l'ancienne médecine. (Ces moyens réussissent, non en excitant ce système, mais par la révulsion qu'ils opèrent sur les autres.) Dès que l'irritation du système sanguin vient se joindre à celle du tissu lymphatique, et c'est ce qui a toujours lieu dans le cancer, les saignées locales qui n'étaient point de rigueur dans les cas précédens, ou qui pouvaient même se trouver contre-indiquées, deviennent alors un moyen indispensable au moins dans le début du traitement.

Celui-ci ne peut être toujours absolument le même: la situation du mal, son étendue, l'état anatomique des parties, etc., ne le permettent pas..... Saignées locales fréquentes au moyen de sangsues (nombreuses les premières fois); applications d'abord émollientes; doux laxatifs, eau de mer, etc.; régime adoucissant et diète végétale; frictions aux environs des parties avec un mélange d'hydriodate de potasse et d'axonge, ou avec l'onguent mercuriel, etc., tels sont les principaux moyens dont se compose la thérapeutique du cancer des parties situées à l'extérieur, soit qu'il affecte un organe glanduleux, la peau ou les muqueuses; soit qu'il n'existe encore qu'à l'état d'engorgement squirrheux, ou que déjà il soit ulcéré. Alors les révulsifs agissent comme de puissans auxiliaires des antiphlogistiques..... Quand par le seul emploi de ces moyens on ne réussit pas à résoudre complètement le noyau d'engorgement; si l'on en craint la dégénérescence, il reste pour dernier moyen l'ablation de la partie malade, et elle réussit si l'irritation a été préalablement détruite dans les tissus voisins et de manière à n'y pas reproduire le mal, et dans les organes intérieurs auxquels elle a pu se communiquer. Le cancer des parties extérieures n'est incurable que lorsqu'il a acquis un volume énorme, ou que l'irritation s'étant propagée aux viscères, elle les a profondément altérés ; alors l'extirpation de la tumeur ou l'amputation de la partie sont nécessairement infructueuses.

Dans les affections carcinomateuses des organes situés à l'intérieur, le traitement antiphlogistique est le seul rationel : les révulsifs, ceux du moins que l'on administrerait à l'intérieur, seraient ici nuisibles. L'ablation, ne pouvant jamais être que partielle à raison de la continuité des tissus, n'est point alors non plus un moyen proposable. Les affections organiques de l'utérus doivent donc être traitées seulement par les applications de sangsues (aux aines, au périnée, etc.); l'extirpation du col de cet organe doit donc être abandonnée, non comme trop difficile puisqu'il est des hommes dont l'habileté surmonte tous les obstacles, mais comme trop dangereuse par l'hémorragie et l'inflammation qu'elle peut avoir pour résultats, et d'ailleurs comme généralement inutile par la nature même des choses. A peine existe-t-il un seul exemple avéré d'extirpation du col utérin faite avec succès, tandis que l'on compte déjà un grand nombre d'affections de cette partie guéries par le traitement antiphlogistique convenablement ménagé. Un plus grand nombre de maladies des seins l'ont été par le même traitement, combiné avec la méthode révulsive, etc.

Beaucoup de tumeurs, que l'on eût prises autrefois pour des squirrhes irrésolubles des testicules, et qui n'étaient que des irritations, soit de la tunique vaginale avec hydropisie et épaississement de cette membrane, soit de la substance même ou du tissu propre des testicules, ont été guéries par un traitement fondé sur les mêmes principes.

Quand on est contraint d'en venir à l'extirpation d'un cancer d'un certain volume, pour prévenir les accidens qu'elle peut entraîner à sa suite, et notamment l'apoplexie, il faut, avant d'y recourir, soumettre l'individu au traitement antiphlogistique, et remplacer ensuite par un point d'irritation celui auquel l'économie était habituée. (To. V, p. 339, 361, et To. VI, p. 490.)

Irritations par causes externes, et spécialement par suite des opérations chirurgicales.

Les grandes opérations de la chirurgie et les violences extérieures (coups, chutes, etc.) peuvent être considérées, dans la production des maladies, comme des causes irritantes.

Les irritations que ces causes entraînent après elles offrent la marche des irritations développées sous l'influence des causes internes; elles réveillent les mêmes sympathies, c'est-à-dire qu'elles s'accompagnent presque toujours d'une gastro-entérite, variable dans son intensité, etc.; seulement la succession des symptômes est plus rapide. C'est aux phlegmasies sympathiques qu'elles déterminent que succombent les malades, et non aux effets locaux. Leur traitement est le même que celui des irritations ordinaires : elles doivent s'attaquer et se détruire dans leur principe par des applications de nombreuses sangsues, etc. Ce genre de saignée, et les autres moyens analogues, procurent de part et d'autre les mêmes avantages, et préviennent également les phlegmasies chroniques et ces dégénérescences de tissus, suite des phlegmasies, dont le fer et le feu étaient autrefois l'unique et souvent l'impuissant remède, c'est-à-dire les caries, les tissus, les abcès, les tubercules, les cancers, etc.; ce qui prouverait directement, s'il en était encore besoin, que ces maladies ou ces produits, attribués à des virus ou à la faiblesse, sont des résultats purs et simples de l'irritation.

Dans la pratique des opérations chirurgicales on préviendrait, par le traitement antiphlogistique, le développement des phlegmasies aiguës et de tous les accidens que celles-ci entraînent après elles.

Dans l'opération de la hernie en particulier, comme c'est presque toujours à une péritonite consécutive que les malades succombent, si d'abord les saignées générales, puis les saignées locales au moyen des sangsues sur l'abdomen, étaient hardiment employées, on ne peut douter qu'on ne sauvât un bien plus grand nombre de malades.

Des applications de sangsues faites à temps sur la tumeur, préviendraient même souvent la nécessité d'une opération périlleuse et cruelle, en rendant possible la réduction.

Une hernie inguinale du côté droit qu'un homme de 32 ans portait depuis huit ans, s'étant étranglée à la suite d'un effort pour soulever un fardeau, et la réduction n'en ayant pu être faite, on pratiqua une saignée de 18 onces ; 45 sangsues furent appliquées au niveau du collet du sac; on administra un bain de siége de deux heures, un lavement, etc., et le taxis, que l'on avait jusqu'alors plusieurs fois tenté inutilement, réussit bientôt. Le malade fut rétabli dans huit jours. (*Ann. de la Méd. phys.*, to. V, p. 34.)

Chez une petite fille de deux ou trois ans, une hernie ombilicale s'étant étranglée par la négligence des parens à la soutenir, et la réduction en ayant été inutilement tentée à plusieurs reprises, malgré l'emploi d'un bain, 15 sangsues furent appliquées sur la tumeur, sans tenir compte de la pâleur et de la prostration qui étaient fort grandes; le sang coula plusieurs heures. Le lendemain on fit une nouvelle application sur la tumeur, dont la première application avait déjà beaucoup diminué le volume et la tension; sa réduction complète fut alors obtenue sans difficulté. (*Ann. de la Méd. phys.*, tom. V, pag. 485.) Nous pourrions citer beaucoup d'autres faits de cette nature; ceux-ci suffiront pour faire comprendre tout le parti que les chirurgiens peuvent tirer maintenant de l'application de la médecine physiologique aux affections dont ils s'occupent plus spécialement.

Constitution médicale pendant l'année 1824. — Les maladies régnantes durant l'automne (1823) et le commencement de l'hiver de cette année (1824), ont été des catarrhes et des irritations gastro-intestinales qui ont fréquemment offert le phénomène de la remittence. Le temps était extrêmement humide, et il n'y avait point de gelée.

Plus tard, lorsque les vents sont devenus plus piquans, et que quelques momens d'un soleil un peu chaud, ont établi des vicissitudes atmosphériques, on a vu régner impérieusement les pleuro-péripneumonies avec gastro-entérite, le tout dans le plus haut degré d'acuité.

Aussitôt que les chaleurs du printemps ont commencé à se prononcer, ils s'est joint aux maladies précédentes un nombre assez considérable de fièvres intermittentes de tous les types. La dernière maladie grave distinguée dans la constitution hiberno-vernale a été la rougeole. Les gastro-entérites sans phlegmasie pulmonaire, mais quelquefois compliquées d'arachnitis ou d'encéphalite, ont commencé à prédominer avec les premières chaleurs de juin. Les angines et les érysipèles ont aussi commencé alors à se faire apercevoir.

Durant l'automne les gastro-entérites ont été communes, graves, et ont offert le type rémittent. Elles ont continué sous cette forme dans le mois de novembre, caractérisées par des exacerbations douloureuses, ordinairement avec frisson, quelquefois avec tremblement ; souvent sans frisson ni tremblement bien décidés, mais avec refroidissement des extrémités, petitesse du pouls et sentiment vague de langueur, de malaise, d'anxiété et d'anéantissement, suivis de chaleur et de sueurs qui se réduisaient fréquemment à une sorte de moiteur. Les inflammations des poumons ont ensuite été les maladies prédominantes, mais elle n'ont offert cette année aucun caractère particulier (1).

---

(1) Les opinions consignées dans l'analyse que nous terminons ici, ne doivent être considérées en général que comme celles qui sont émises dans les *Annales*; les nôtres en différant quelquefois, nous nous réservons de les exposer et de les discuter ailleurs. G. DE M.

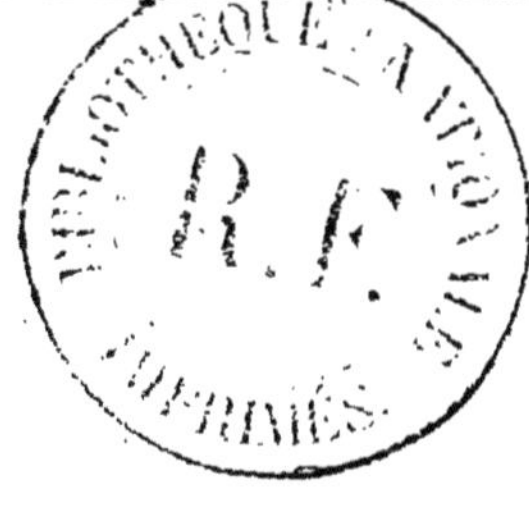

FIN.

LEÇONS

DU DOCT. ARMSTRONG.

SUR L'EMPLOI DU CALOMEL *.

QUAND vous prescrivez du calomel pour les enfans, dit ce médecin à ses élèves, vous devez éviter avec soin de le leur administrer trop long-temps, surtout quand la peau est fraîche. Il y a quelque temps, je vis périr un enfant auquel on avait continué de donner toutes les nuits 2 ou 3 grains de calomel, et cela à la suite du refroidissement de la peau. Il en résulta une inflammation de la membrane muqueuse de la gorge et du larynx, accompagnée d'ulcérations dans ces deux parties. Le calomel est devenu depuis quelques années la panacée des mères et des nourrices ; elles l'administrent sans cesse, et je suis certain que l'usage abusif de ce médicament provoque des engorgemens scrophuleux chez beaucoup d'enfans, et les rend en peu de temps victimes d'affections aiguës.

Les femmes ressemblent beaucoup aux enfans dans leurs habitudes, c'est pourquoi on ne saurait mettre non plus trop de circonspection dans la manière dont on leur prescrit le calomel dans les cas où la peau est fraîche. Au moment de l'administration de ce remède, l'état du corps en modifie les effets. N'oubliez pas, que si, pour une inflammation quelconque, vous avez ordonné la saignée, et que la peau soit devenue froide, vous avez, comme dans les cas ordinaires, à vous tenir sur vos gardes quant à la quantité : dans le fait, ce n'est que quand la peau continue à être chaude et sèche que vous pouvez, en toute sûreté, donner le calomel à des sujets d'une constitution délicate. Faites bien attention aux différentes circonstances dans lesquelles vous

* Extrait du *Bulletin universel des Sciences et de l'Industrie*, publié sous la direction de M. le baron de Férussac. IIIe. Section, avril 1825.

prescrivez ce médicament, et par là vous acquerrez avec le temps une grande précision dans le mode de son application, de manière non-seulement à opérer le bien, mais encore à éviter le mal. (*Weekly Register*, Paris, 6 mars 1825.)

—Cette note nous a semblé intéressante à communiquer à nos lecteurs, même dans l'état actuel de la médecine en France. Il est bon de faire voir à ceux de nos confrères qui n'ont point encore modifié leurs idées conformément à la nouvelle médecine, que les Anglais eux-mêmes les ont devancés, et que chez eux aussi le calomel commence à n'avoir plus la même faveur. Toutefois c'est là notre objet unique, et nous sommes loin de proposer, comme des règles à suivre, toutes les opinions exprimées dans la note que nous consignons ici. Elles demandent du moins à être bien autrement précisées que ne l'a fait l'auteur. Ce n'est pas seulement quand la peau est fraiche, ni seulement chez les femmes et les enfans, qu'il y a de l'inconvénient, je ne dis pas à continuer, mais même à donner du tout le calomel. C'est chez presque tous les individus quels qu'en soient l'âge et le sexe; c'est dans la presque généralité des cas. Quant à l'état de la peau, comme sa *fraîcheur* se lie ordinairement à l'état d'intégrité des voies gastriques; si je donnais le calomel, comme il convient de le faire dans quelques cas d'irritation lymphatique chronique, etc., j'aimerais beaucoup mieux que la peau fût *fraîche* que chaude et *sèche*. Ces dernières conditions même me sembleraient une contre-indication. Je ne prétends pas dire cependant que tout état de chaleur et de sécheresse de la peau soit l'indice d'une irritation gastro-intestinale qui exclut l'emploi des évacuans; chaque jour je vois le contraire, et j'éprouve que cet ordre de moyens procure des succès qu'on ne pourrait attendre ni de l'abstinence, ni des émissions sanguines; mais dans ces cas, ce n'est point au calomel, mais bien à l'huile de ricin que j'ai recours. Du moins la médecine anglaise a fait un pas, puisqu'elle admet que l'abus *du calomel* a souvent pour résultat de faire succomber les individus aux inflammations aiguës qui peuvent survenir. Si ces idées se propagent chez nos voisins, la gastrite chronique fera désormais chez eux moins de victimes. GUÉRIN DE MAMERS.

www.ingramcontent.com/pod-product-compliance
Ingram Content Group UK Ltd.
Pitfield, Milton Keynes, MK11 3LW, UK
UKHW020452230726
13925UKWH00005B/1876